HYGIÈNE
DE LA BOUCHE.

PRÉCEPTES GÉNÉRAUX
SUR
L'ART DE CONSERVER LES DENTS.

Troisième Édition.

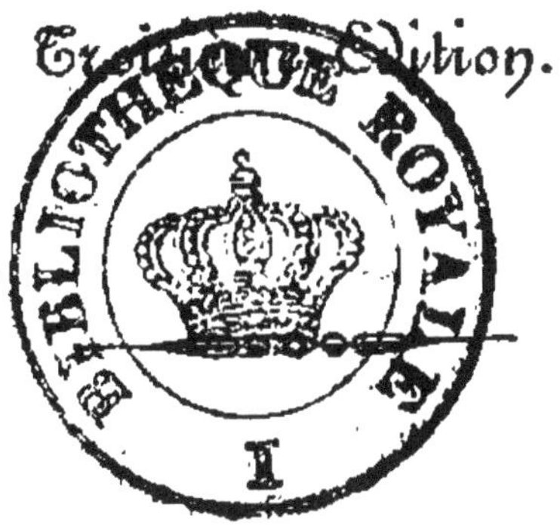

PARIS,
CHEZ L'AUTEUR,
RUE GRANGE-AUX-BELLES, N° 6.

1840.

Chaque exemplaire sera revêtu de ma signature.

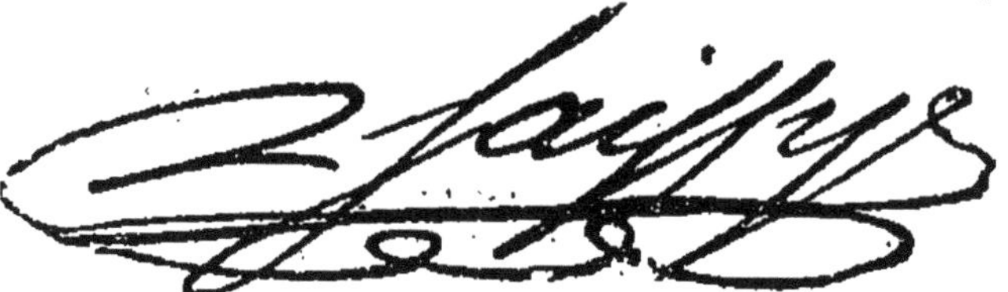

HYGIÈNE

DE LA BOUCHE.

Quelques réflexions sur la conservation des dents chez les adultes. — Soins à prendre pour les maintenir dans une propreté convenable. — Vraie manière d'en prévenir la carie. — Charlatanisme que tant de gens emploient à cet égard.

La naissance et la formation des dents sont l'ouvrage de la seule nature ; mais leur essentielle conservation dépend toujours des secours de l'art. Or, quels sont ces secours ? Les soins quotidiens. De quel genre et de quelle nature sont ces soins? Ces soins sont ordinairement très-simples ; ils nous sont fournis par l'hygiène, et sont soumis à quelques préceptes que nous allons faire connaître.

C'est surtout aux personnes livrées à elles-mêmes que j'adresserai mes conseils, dictés par mon expérience et par mon désir de conserver les dents.

Chaque jour, dans le monde, on entend dire : Voilà un homme aimable, une belle femme, et qui seraient jolis s'ils avaient d'autres dents. Il en est bieu peu qui ne pourraient, par quelques soins journaliers et les secours de l'art du dentiste, éviter cette observation qui est de tout pays et de tout temps, et faite souvent par ceux même qui sont privés de l'avantage d'en posséder de belles; ce qui prouve, avec évidence, combien est désagréable la première impression que produit la vue du mauvais état de cette partie de la figure.

La bouche est généralement le miroir

de la bonne ou de la mauvaise santé, de la propreté ou de la négligence. Un dentiste, bon observateur, juge, à son inspection, si la personne jouit d'une bonne santé, si elle est saine, et si elle a eu une enfance maladive. Sur le chapitre de la propreté ou de la négligence, tout œil un peu scrutateur juge sévèrement.

J'adresse quelquefois des reproches à quelques-unes des personnes qui m'honorent de leur confiance, sur le peu de soin qu'elles prennent habituellement de leur bouche : les unes me disent qu'elles ne la soignent jamais dans la crainte d'altérer les dents ; d'autres, qu'elles se servent simplement d'eau pour les rincer, parce que, disent-elles, il faut respecter l'émail, susceptible d'être altéré par les dentifrices ordinaires, ou par les instrumens du dentiste. Erreur funeste, qui nous donne beaucoup plus d'occupation que dans le cas contraire.

Je vais répondre à ces erreurs, et tâcher de les détruire.

En général, les dents de première dentition n'ont besoin d'aucun soin de propreté, à moins qu'elles ne soient affectées de carie ; alors, dans ce cas seulement, on doit recommander aux enfans de les frotter souvent pour prévenir les progrès de cette affection.

A l'âge de dix à douze ans, on doit faire prendre aux enfans l'habitude de se frotter les dents deux à trois fois par semaine, avec une brosse très-douce imbibée d'eau pure. Par ce moyen, on maintiendra les dents et la bouche dans un état de propreté et de fraîcheur agréable, qui préviendront la carie et les douleurs vives qui en sont le résultat (excepté cependant les cas où des affections graves générales viendraient à compromettre ces organes).

Mais, vers l'âge de dix-huit à vingt ans, les élixirs et poudres dentifrices, préparés convenablement, deviennent indispensables pour l'entretien de la bouche et la conservation des dents, parce qu'à cet âge, l'eau simple n'est pas assez absorbante, et ne suffirait pas pour les soins que peuvent exiger ces organes qui, à cette époque de la vie, se chargent de tartre qui s'accumule plus ou moins promptement, selon les divers tempéramens. Ainsi, les liqueurs dentifriques agiront comme *toniques* sur les gencives, surtout lorqu'elles seront attaquées de gonflement, d'atonie, ou d'un commencement d'affection scorbutique peu développé, et leur rendront cette fermeté et cette belle couleur rosée qui fait si bien ressortir la blancheur des dents. Les dentrifices en poudre, ou dentifrices terreux, agiront *mécaniquement en frottant*, et serviront à enlever, chaque matin, ce limon visqueux et jaunâtre qui se forme principalement pendant la nuit sur les dents, et qui, abandonné à lui-même, devient concret, et forme, avec le temps, ce dépôt de matière calcaire qu'on appelle *tartre*, corps stimulant qui enflamme les gencives, déchausse les dents, et devient, par sa présence, une des causes les plus communes de la carie et de la perte de ces organes.

Ainsi donc, il ne sera pas indifférent de faire remarquer que ces deux dentifrices agiront différemment selon leur propriété : l'élixir, par sa qualité *tonique*, agira sur les gencives, et la poudre sur les dents d'une manière *mécanique*. De telle sorte qu'il est nécessaire, pour entretenir la bouche dans un état parfait de santé et de propreté, de faire usage, chaque jour, de l'un comme de l'autre de ces dentifrices.

Par ces soins journaliers, avec nos dentifrices, les personnes qui en feront usage s'assureront une denture exempte de carie, en éloignant les causes d'engorgement, de suppuration des gencives et du périoste alvéolaire, en même temps qu'elles entretiendront le poli et la blancheur de leurs dents, et feront disparaître la mauvaise odeur de la bouche.

Qu'on ne croie pas, comme l'annoncent une foule de charlatans, que ces eaux dentifrices guérissent les violens maux de dents; elles ne font qu'éloigner les causes qui peuvent déterminer leur état morbide; cette propriété est déjà d'un avantage assez grand, sans cher-

cher encore à leur donner une qualité qu'elles n'ont pas.

Le soin qu'on doit prendre de ses dents ne consiste pas seulement à les nettoyer chaque jour, mais on ne doit le faire que d'après l'avis des gens instruits, avec une poudre et un élixir dentifrices convenablement préparés, et qui ne contiennent dans leur préparation aucune substance chimique susceptible d'altérer ces organes au lieu de les conserver; car un soin mal ordonné est souvent plus dangereux qu'une entière négligence; car il est des circonstances où il ne faut faire usage ni de l'un ni de l'autre de ces dentifrices.

J'entends souvent des personnes me dire qu'elles ne se servent point de poudre, parce que, dit-on, elle enlève l'émail des dents, et qu'elles craignent la main du dentiste armée d'instrumens pour nettoyer ces organes, parce que ces instrumens sont les ennemis de leur conservation, et qu'à la suite de cette opération on éprouve dans cette partie de la bouche un sentiment pénible, ce qui prouve leur incontestable altération. Si quelques dentistes maladroits ou ignorans, munis d'instrumens dangereux, ont fait éprouver sur les dents, en les nettoyant, ces sensations désagréables, doit-on, parce que l'ignorance ou un mauvais choix dans le dentiste ont causé un pareil accident, s'abandonner à la marche de la nature, qui n'est ici rien moins que conservatrice?

Les préjugés anciens sont bien difficiles à déraciner !

Il y a des personnes même qui assurent qu'il est impossible de nettoyer les dents avec les instrumens ou avec la poudre sans les ébranler, enlever l'émail, et par conséquent hâter leur chute.

J'en appelle ici aux personnes sans prévention qui font un usage journalier de mes gouttes de Saissy comme *tonique*, et de mes racines botaniques comme *mécanique*. Une seule peut-elle se plaindre d'avoir eu les dents ébranlées, désémaillées, ou même agacées? Tout au contraire, je puis dire que depuis la publication de mes premiers Préceptes hygiéniques de la bouche, j'ai introduit dans beaucoup de familles distinguées et de pensionnats le goût de la parure, c'est-à-dire de la propreté de la bouche.

Une honte déplacée fait dire à beaucoup de personnes : Ma bouche est en trop mauvais état pour oser la montrer à un dentiste. Mais à quoi donc servirait l'art, s'il ne devait voir la nature que parée de ses ornemens? Dans l'état le plus désespéré le malade compte encore sur la science de son médecin : ne peut-on également compter sur la dextérité et l'habileté de son dentiste?

Je partage en trois classes les différens moyens de se préserver de la carie, et d'entretenir sa bouche dans un état parfait de santé et de propreté : 1° on suivra un régime sain, accompagné de l'exercice du corps; 2° dans les soins de propreté et dans l'inspection rigoureuse et souvent réitérée de ses dents, à l'aide d'un petit miroir à bouche; 3° à éviter sur cette partie la présence des acides, le trop grand froid, l'usage des remèdes violens, et les efforts inconsidérés.

1° Une bonne constitution, affermie par une vie réglée et par un exercice suffisant, contribue beaucoup à donner une santé générale parfaite, et, partant à une bonne denture ; alors la nature, au-dessus de l'art, n'a besoin que d'être bien dirigée pour leur conservation et leur propreté.

2° Ainsi donc, une propreté bien ordonnée, l'inspection la plus rigoureuse de ses dents, l'emploi judicieux de poudre et d'élixir bien préparés et de la brosse, les préserveront de la carie et de tous les maux dont ces organes sont si souvent atteints ; et cela est tellement vrai, que toutes les personnes qui soignent ainsi religieusement leurs dents n'ont recours au ministère du dentiste que pour les soins de propreté, et qu'ils ne sont que très-rarement appelés à exercer sur elles quelques-unes de leurs opérations douloureuses. On ne peut se le dissimuler, l'emploi de la brosse est tellement favorable à la conservation des dents, qu'on lit, dans le *Voyage de l'Afrique occidentale*, que les femmes de *Panjetta* prennent de leurs dents un soin tout particulier; aussi les ont-elles blanches comme des perles. Elles ne connaissent point l'emploi de la brosse; elles y suppléent en les frottant continuellement avec une poudre très-fine de plantes desséchées et pulvérisées, et de petites branches de tamarin, qui remplacent à merveille nos brosses à dents. Si mes avis sont scrupuleusement suivis, et que l'expérience en fasse reconnaître l'utilité, alors mon travail me deviendra agréable.

Voici donc le régime que l'expérience m'a démontré être le meilleur pour la vraie conservation des dents.

D'abord, en se levant, il faut râcler sa langue, ensuite se rincer la bouche avec de l'eau tiède en hiver, dans laquelle on versera quelques-unes de mes gouttes de Saissy, puis, avec une brosse (qui devra être toujours d'une force relative à la plus ou moins grande sensibilité des gencives), qu'on aura trempée dans mes racines botaniques, on se frottera les dents et les gencives dans le sens de leur longueur et de leur largeur : seul moyen de parvenir à bien nettoyer les premières et à raffermir les secondes : c'est là le moyen de les garantir de toute carie et d'affections scorbutiques et locales.

Après avoir ainsi frotté ses dents et ses gencives, on se rincera la bouche à plusieurs reprises. On devra toujours tenir sa brosse bien propre, de manière qu'après avoir été lavée, elle ne puisse donner aucune teinte à l'eau claire; il ne faut pas qu'elle soit trop usée.

Chaque fois qu'on a cessé de manger, je regarde comme bien important l'usage des cure-dents : ceux de plumes doivent être préférés à l'exclusion de tous autres.

L'usage habituel des cure-dents maintien la bouche fraîche en enlevant les particules d'alimens qui se sont introduites dans l'interstice des dents, et dont le séjour prolongé détermine par leur décomposition une haleine fétide, et, par suite, la carie des dents.

Je loue fort l'usage où l'on est, dans quelques pays, d'offrir après le repas, de l'eau tiède aux convives pour se rincer la bouche.

L'addition de quelques-unes de mes gouttes compléterait ce gargarisme, qui, en même temps qu'il le parfumerait agréablement, délasserait les gencives du travail de la mastication.

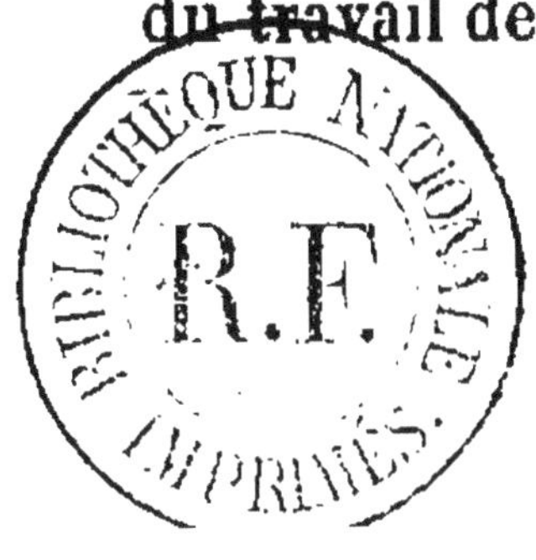

J'entends par faire l'inspection rigoureuse de ses dents, se mettre devant une glace au moins une fois par semaine, et, à l'aide d'un petit miroir à bouche, regarder toutes ses dents les unes après les autres, passer le cure-dents dans leur interstice et les frapper doucement avec un corps dur pour juger si l'on n'éprouve pas quelque impression désagréable qui proviendrait d'une carie naissante.

Je le répète, l'inspection de la bouche, une fois par semaine, est indispensable. J'éprouve un sentiment pénible quand je vois dans le monde des personnes porter la négligence jusqu'à ignorer si elles ont des dents gâtées, parce qu'elles n'ont jamais examiné leur bouche. Quand alors les douleurs surviennent, on fait pour les pallier tout ce que les conseils de bonnes femmes et des gens officieux peuvent proposer. Si la crise se passe d'elle-même pendant l'usage de leurs remèdes, on crie au merveilleux; si le plus souvent elle continue et même augmente malgré l'emploi de ces remèdes violens et dangereux plutôt que curatifs, alors on a recours à un dentiste; on lui dit: Je crois avoir une dent gâtée. Il examine avec attention, et voit souvent, avec douleur, plusieurs dents attaquées de carie, et pour lesquelles il n'existe plus d'autre remède que l'extraction.

Les maladies des dents semblent être le principal domaine des empiriques; et ces gens à opérations merveilleuses, ces charlatans exploitent la crédulité publique de toutes les manières: les uns salissent les papiers publics d'annonces mensongères, où ils vantent leur *baume*, spécifique universel contre tous les maux de dents, comme si toutes les maladies des dents avaient la même cause, et comme si le même remède pouvait guérir toutes les différentes maladies dont les dents sont attaquées. Les autres font afficher et placarder, sur les murs de la capitale, une *tête de femme*, enveloppée d'un mouchoir, comme enseigne d'une odontalgique panacée universelle.

Ces charlatans, que l'intérêt et l'amour-propre aveuglent, poussent l'effronterie jusqu'à annoncer que ces baumes ont reçu et reçoivent journellement l'approbation et la recommandation des médecins et des chirurgiens-dentistes les plus instruits et les plus en renom de la capitale; comme si les médecins et les chirurgiens-dentistes pouvaient se respecter assez peu pour prêter leur appui et leur recommandation à de tels interprètes de la science. Il n'y a pas une personne sensée qui ait pu le croire : mais il y a tant d'ignorans et de gens incrédules, qu'il n'est pas étonnant qu'ils fassent chaque jour tant de dupes. La crédulité est telle sur leur compte, que beaucoup de personnes les croient inspirés et munis de secrets que la nature n'a dévoilés qu'à eux; la confiance qu'on leur porte fait toute leur science, et donne seule de la valeur à leurs remèdes sympathiques.

Les personnes qui me vantent leurs moyens curatifs me disent qu'un instant après le travail elles ont été soulagées. Un dentiste est plus heureux, car il fait souvent cesser la douleur de dents en se présentant. Il n'a besoin que d'être annoncé pour opérer ce miracle produit par la peur, de même que tout le monde sait que très-souvent toute douleur de dents cesse à la porte même du dentiste.

Tous ces charlatans vantent et distribuent leurs drogues solides ou liquides, qui doivent, disent-ils, dans l'instant de leur application, apaiser la douleur, et dont l'effet salutaire, quand il en résulte un tel, est toujours celui de leur imagination; si ces baumes, ces gouttes, ces liqueurs, n'avaient rien de pernicieux pour les dents voisines de celle qui est malade, ainsi que les gencives et toute la membrane muqueuse de la bouche, je laisserais la crédulité être la dupe du charlatanisme; mais quand je vois une bouche toute ulcérée, les dents voisines de la dent cariée toutes calcinées et condamnées à une chute prochaine, ne dois-je pas m'élever contre cet usage inconsidéré de livrer sa bouche aux conseils et aux remèdes de gens inspirés par le seul désir de gagner de l'argent, ou d'amis qui veulent faire les officieux en fournissant des remèdes immanquables.

Si, par ces considérations, je puis engager à être plus réservé dans le choix de celui à qui l'on accorde sa confiance, et dans l'emploi des poudres et élixirs pour l'entretien de la bouche, ou des palliatifs pour calmer les douleurs de dents, je me flatterai d'avoir été utile.

Propriété des gouttes de SAISSY.

Les gouttes de SAISSY ne contiennent aucune substance minérale; elles ne sont préparées qu'avec des végétaux. Ceux-ci sont choisis dans la classe des plantes douces et des substances aromatiques dont la combinaison est nécessaire pour remplir la double indication qu'on se propose ordinairement, de fortifier les gencives et d'éviter de produire sur leur substance une irritation qui pourrait être suivie d'inflammation.

Cet élixir contribue singulièrement à la propreté de la bouche et à prévenir la formation du tartre, en emportant les plus petites parcelles de matières terreuses ou limoneuses qui peuvent s'être collées aux dents, et celles qui peuvent s'être glissées dans les interstices de ces parties. A ce titre, elle est très-utile aux adultes et même aux enfans dans l'intervalle de la première et seconde dentition.

Il prévient les progrès de la carie, et amortit la sensibilité des nerfs de la dent lorsqu'elle est à découvert, qui est l'unique origine des douleurs qu'on éprouve ;

mais il ne peut produire cet effet que par un usage continué pendant quelque temps, avec la précaution de ne point l'interrompre et de porter toujours un peu de coton dans la partie cariée.

Il contribue singulièrement à corriger la mauvaise odeur de la bouche, soit en raffermissant et fortifiant le tissu des gencives, lorsqu'elle dépend du relâchement, de la mollesse et de la flaccidité de ces parties, soit en corrigeant celle qui vient d'une dent cariée, par son introduction dans la dent.

Cet élixir est utile principalement dans les maladies des gencives, dans celles où ces parties tombent dans un état de relâchement, de pâleur, de lividité ; lorsqu'elles deviennent douloureuses, gonflées, saignantes, baveuses, qu'elles se décollent, se décharnent, etc. C'est par là qu'il réussit dans toutes les affections scorbutiques de la bouche ; ses succès à cet égard sont si fréquens, que les observations que je pourrais rapporter seraient très-multipliées. C'est encore par là qu'il convient beaucoup aux marins et à toutes les personnes qui voyagent sur mer, par rapport aux affections scorbutiques qu'ils s'exposent à contracter.

Manière de se servir des gouttes de Saissy.

Si les dents sont chargées de tartre, il faut préalablement le faire enlever par un dentiste ou se brosser fortement avec une brosse sur laquelle on aura étendu une pincée de mes racines botaniques, parce que cet enduit destructeur s'opposerait à la complète efficacité de mon élixir. Pour se servir de mon élixir (gouttes de SAISSY), on en met dix ou douze gouttes dans un demi-verre d'eau, on y trempe la brosse, et on en frotte les dents d'abord à leur surface, et ensuite en dirigeant la brosse du haut en bas et de bas en haut. On enlève de cette manière toute la saleté, et l'on détermine les gencives à bien adhérer et chausser les dents; ensuite on se rince fortement la bouche, afin d'entraîner le limon détaché par l'action de la brosse et d'augmenter la sécrétion de l'humeur buccale : c'est ainsi qu'on procure à la bouche une fraîcheur et une vivacité des plus agréables.

Lorsqu'il y a des dents cariées, il faut nettoyer et appliquer un peu de coton imbibé dans les *gouttes de Saissy;* si la dent fait souffrir, l'application d'une goutte en calme à l'instant la douleur, qui reste quelquefois long-temps avant de se reproduire; dans toute espèce d'affections de la bouche, il convient d'user de mes gouttes, le matin et le soir, jusqu'à parfaite guérison.

FIN.

EXTRAIT

DES

ARTICLES QUI SE TROUVENT DANS MA FABRIQUE.

EAU DES FUMEURS.

Préparation chlorurée, propre à corriger la mauvaise odeur de la bouche, quelle que soit la circonstance qui l'ait fait naître. Les fumeurs l'emploient avec succès.

ALGÉRINE.

Préparation propre à nettoyer et blanchir les dents ; l'émail le plus endommagé reprend, après un court usage de cette préparation, l'état de blancheur primitif.

OLEINE-SAISSY.

Ce savon, dont toutes les personnes jalouses de se raser avec facilité devront faire emplette, se recommande par une foule de qualités qui lui sont propres et qui l'on déjà fait figurer sur les toilettes de nos fashionables.

Chaque pot à double ouverture contient et le savon, et la pâte minérale pour faire couper le rasoir.

HUILE FLORALE.

Cette huile, tirée de la fleur de violette, procure aux cheveux une souplesse et une odeur délicieuse; elle a en outre le précieux avantage de ne pas graisser les chapeaux, et chaque flacon est accompagné d'une feuille qui contient douze modèles de coiffure.

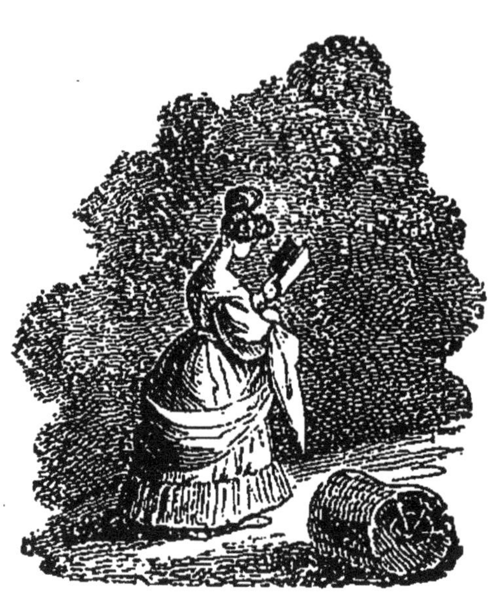

IMPRIMERIE DE Mme Ve DONDEY-DUPRÉ,
rue St-Louis, 46, au Marais.

www.ingramcontent.com/pod-product-compliance
Ingram Content Group UK Ltd.
Pitfield, Milton Keynes, MK11 3LW, UK
UKHW020433220726
13923UKWH00005B/2174

9 782019 630638